Dr Pierre FORRET

DE L'ONYCHOGRYPHOSE

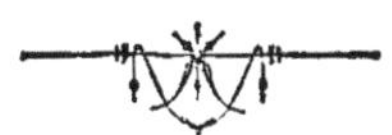

PARIS
INSTITUT INTERNATIONAL DE BIBLIOGRAPHIE SCIENTIFIQUE
93, Boulevard Saint-Germain, VI,

1903

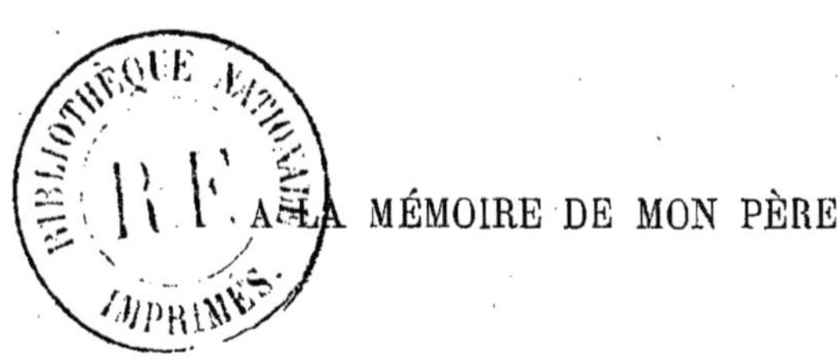

A LA MÉMOIRE DE MON PÈRE.

A MA MÈRE.

A MONSIEUR LE DOCTEUR CHAUFFARD,

PROFESSEUR AGRÉGÉ A LA FACULTÉ DE MÉDECINE,
MÉDECIN DE L'HÔPITAL COCHIN,
MEMBRE DE L'ACADÉMIE DE MÉDECINE,
CHEVALIER DE LA LÉGION D'HONNEUR.

A MON PRÉSIDENT DE THÈSE

MONSIEUR LE DOCTEUR ERNEST GAUCHER,

PROFESSEUR A LA FACULTÉ DE MÉDECINE,
MÉDECIN DE L'HÔPITAL SAINT-LOUIS,
CHEVALIER DE LA LÉGION D'HONNEUR.

INTRODUCTION.

On ne peut guère, aujourd'hui, avoir la prétention de trouver des sujets de thèse absolument nouveaux. Quelque vaste qu'il soit, le champ des sciences médicales a été parcouru en tout sens.

Sur un petit nombre seulement des questions qui se posent à nous, médecins, on a abouti à des conclusions définitives. Qu'est la somme de notre savoir auprès de ce qui nous demeure encore caché !

Mais si tous les problèmes n'ont pas été résolus, ils ont été posés ; que d'hypothèses émises, abandonnées, puis reprises, et dont la fausseté ou la vérité ont été démontrées grâce aux progrès de la science, et aux travaux d'hommes de génie éclairant d'une éclatante lumière ce que d'autres n'avaient que supposé ou entrevu !

Ceux qui, comme nous, sont nouveaux venus dans la science, peuvent-ils avoir d'autre intention que d'apporter leur faible contribution à l'étude d'un sujet déjà connu ?

C'est ce que nous avons voulu faire, pour notre part, en traitant de l' « Onychogryphose ». Diverses observations ont été publiées; il n'est pas d'époque où on n'ait signalé cette déformation des ongles. Mais, si, dans le dictionnaire de Dechambre, dans divers traités des maladies de la peau, on a consacré quelques pages à ce sujet, il nous a paru qu'on n'avait fait aucune véritable étude d'ensemble.

Nous avons tenté cette étude, en nous aidant des documents déjà parus et en apportant quelques observations personnelles.

Avant d'achever cette courte introduction, nous tenons à accomplir un devoir qui compte pour nous parmi les plus doux: celui de remercier les Maîtres éminents qui nous ont guidé dans nos études.

Nous adressons l'hommage de notre sincère et vive gratitude à M. le Dr Reclus, à M. le Pr Tillaux, à M. le Pr Gilbert.

Nous voulons aussi remercier de tout cœur M. le Dr Bouquet, qui a su joindre à son excellente amitié son savoir et ses bons conseils.

Nous tenons à remercier tout particulièrement M. le Dr Chauffard de la bienveillance qu'il a bien voulu nous témoigner en nous indiquant l'objet de ce travail et en nous mettant à même de recueillir dans son service une observation tout à fait caractéristique.

M. le Pr Gaucher nous fait le très grand honneur d'accepter la présidence de cette thèse, qu'il reçoive le témoignage de notre vive et profonde reconnaissance.

DÉFINITION.

On désigne sous le nom d'Onychogryphose ou ongles en griffe, une altération des ongles, consistant en ce qu'ils forment une griffe ou une corne s'élevant plus ou moins verticalement du lit de l'ongle au lieu de former une lame mince, parallèle à la phalange.

C'est à Virchow qu'on doit le terme d'*Onychogryphose*, ou *Onychogrypose* selon certains auteurs.

HISTORIQUE.

Dès la plus haute antiquité, on signale la déformation des ongles qui nous occupe. (Hippocrate. Celse. Dioscorides).

Mais c'est surtout à dater du XVIIIe siècle que l'on voit rapporter plusieurs faits d'onychogryphose (Werner, Bosc, Nürnburger, etc.).

A cette époque, Saillant publie un « *Mémoire sur la maladie de la femme dite aux ongles* » (Paris, 1776).

Il s'agit, dans ce travail, d'une dame Mélin, qui avait quelques ongles démesurément développés. Son cas se rapprochait de celui d'une nommée Simone, laquelle vivait aussi au XVIIIe siècle, et dont le squelette est conservé dans la collection de la Faculté de Paris. Il est à noter que toutes les articulations de ce squelette sont ankylosées.

Remarquons, en passant, qu'on attribuait alors une grande importance à la forme des souliers au point de vue étiologique de cette affection, ainsi qu'en témoigne un travail de Camper (*Sur la meilleure forme des souliers*, 1781).

Au XIXe et au XXe siècles, paraissent les travaux de A. Cooper : *Observation on the anatomy and the disease of the nails*; de A. Lauth, de Strasbourg : *Sur la disposition des ongles et des poils* ; de Rayer (*Traité des maladies de la peau*) ; de Vernois (1839), Maillot, Alibert (*Description des maladies de la peau*) ; Partridge (1861) ; Cooper (1866); Rehm (1875) ; Hamy (1876); Humbert (1881), *In* Dict. Dechambre); Fürst (1884) ; W. Dubreuilh (1902), *In* Pratique dermatologique de E. Besnier, Brocq et Jacquet).

Nous devons citer tout particulièrement Virchow, qui, ainsi que nous le disons plus haut, définit l'Onychogryphose et en fit une étude remarquable.

Nous sommes redevables aux auteurs contemporains (Virchow, Heller, Dubreuilh, etc.) des précieux éclaircissements apportés à l'étude de l'étiologie et de l'anatomie pathologique de l'onychogryphose, laissées dans l'ombre, ou incomplètement élucidées par les auteurs qui les ont précédés.

On trouvera à la fin de notre thèse un index bibliographique que nous nous sommes efforcé de faire aussi complet que possible.

DIVISION DU SUJET.

Si l'onychogryphose relève de la pathologie, nous ne devons pas oublier qu'on peut la rencontrer sur des individus parfaitement sains, habitant certaines régions de l'Asie (Siam, Chine). Elle se montre alors aux doigts de la main chez des sujets qui laissent leurs ongles atteindre une croissance exagérée.

Au point de vue pathologique, on la voit, chez certains malades, mais à un degré faible. Elle ne constitue pas la véritable onychogryphose. Cependant il nous a paru qu'il était utile de ne point la passer sous silence.

Enfin, chez quelques personnes, surtout chez les vieillards, l'ongle offre un développement inusité ; il forme une véritable griffe ou corne. C'est là l'onychogryphose vraie.

Nous avons donc adopté la division suivante :

1° Onychogryphose à l'état physiologique.

2° Onychogryphose dans certains états pathologiques ou pseudo-onychogryphose.

3° Onychogryphose vraie.

DESCRIPTION ET SYMPTOMATOLOGIE.

I. — *Onychogryphose à l'état physiologique.*

Pendant longtemps, il fut de mode de laisser croître l'ongle du petit doigt. C'est ainsi qu'Alceste demande à la coquette Célimène par quoi le Marquis a pu la charmer, et lui dit :

« Est-ce par l'ongle long qu'il porte au petit doigt ? »

Mais, cette étrange habitude n'a jamais pris, en Europe, l'extension qu'elle a prise chez certains Asiatiques. Au Siam, dans l'Annam, en Cochinchine, des élégants laissent pousser leurs ongles au point que ces derniers atteignent une longueur vraiment extraordinaire.

Nous ne pouvons mieux faire que d'emprunter à M. E.-T. Hamy la description qu'il donne dans la communication qu'il fit à la Société d'Anthropologie, le 17 février 1876, communication que nous résumons.

Observation I.

Sur les ongles chinois, annamites et siamois.

De tous les êtres vivants, l'homme est celui dont les productions épidermiques sont les moins développées. Son corps est presque glabre, ses ongles petits, ne pouvant servir de moyens sérieux de défense ou d'attaque.

Les ongles sont surtout un moyen de protection et de soutien pour les organes du tact ; ils sont inutiles et plutôt gênants, s'ils débordent le bout des doigts de plus de quelques millimètres.

Seuls, quelques hommes demi-civilisés de l'Extrême-Orient laissent leurs ongles acquérir leur complet développement naturel.

« L'usage de porter les ongles fort longs est surtout répandu chez les élégants de la Chine et de l'Indo-Chine. Il n'est point rare de rencontrer, dans la première de ces contrées, des hommes et des femmes dont les ongles mesurent 3 et 4 centimètres, depuis le repli rétro-unguéal jusqu'à l'extrémité libre. Mais c'est dans la péninsule transgangétique, et surtout au Siam, dans l'Annam et en Cochinchine, que l'on voit les griffes humaines les plus énormes et les plus singulières. »

M. Hamy donne la reproduction de photographies effectuées par M. Gsell, de Saïgon, et remises à l'auteur par M. Alph. Pichon, ancien secrétaire d'ambassade.

« La première photographie, montre des ongles qui ne mesurent pas moins de 10 à 12 centimètres, et qui, plus ils s'éloignent des doigts, plus ils se recourbent et se replient, pour prendre graduellement la forme d'une véritable griffe.

L'ongle du pouce a une forme spéciale ; il s'incurve de dehors en dedans, après quelques centimètres, et décrit une spirale allongée. L'index porte un ongle court, grâce auquel la préhension des petits objets est encore possible pour la main. »

Sur la seconde photographie, se voit la main d'un dandy cochinchinois : les ongles ont une longueur de 40 et même de 45 centimètres.

« La spirale du pouce est deux fois plus longue que sur notre premier sujet, tournée en sens inverse et beaucoup mieux accentuée; et le majeur, l'annulaire et l'auriculaire prennent eux-mêmes une forme presque semblable après leurs 12 ou 15 premiers centimètres.

Le second annamite est d'ailleurs atteint d'une hypertrophie bien manifeste du tissu unguéal, hypertrophie provoquée peut-être par des agents particuliers ou des manœuvres spéciales ayant pour but de déterminer une sécrétion plus abondante de la matière cornée ; l'épaississement des lamelles unguéales qui résulte de cette hypertrophie peut servir à expliquer, jusqu'à un certain point, la conservation vraiment extraordinaire d'appendices d'une longueur aussi démesurée.

Ces appendices nous fournissent l'occasion de suivre jusqu'à leur développement maximum des appareils que nous ne voyons jamais qu'incomplets et dont l'examen nous permet de constater que les formes dites anormales de l'onychogryphose ne sont que l'exagération des formes normales que prendraient nos ongles si nous obéissions à des modes aussi excentriques que celles qui règnent à Bangkok, Hué, etc.

Les pathologistes ont, en effet, décrit, surtout chez les vieillards, des hypertrophies des ongles des orteils, dits en griffe et en spirale ; j'en ai moi-même observé bon nombre en 1863, à la Salpêtrière, dans les services de MM. Charcot et Broca, et je suis frappé de l'analogie qui se présente entre les ongles hypertrophiés de mes malades d'autrefois et les ongles extraordinairement développés en longueur des élégants de l'Indo-Chine.

Il est bien certain que la croissance exagérée des ongles passe en Indo-Chine tout à la fois comme une beauté et comme un signe de supériorité. »

L'auteur donne comme exemple le portrait d'un comédien Siamois qui va jouer un rôle de grand seigneur, et qui « a garni ses doigts de petits cornets munis de légers appendices destinés à imiter les ongles énormes du personnage élevé qu'il va mettre en scène ».

Nous ferons une réflexion au sujet des causes que l'auteur assigne à l'hypertrophie du tissu unguéal chez les sujets qu'il nous présente. Est-il besoin pour l'expliquer d'invoquer l'action d'agents particuliers ou de manœuvres spéciales ? Est-ce que l'ongle, si on le laisse croître, ne s'hypertrophie pas par lui-même ! Il nous semble qu'il doit en être ainsi.

Comme le fait remarquer M. Hamy, l'usage des doigts devient impossible, en ce qui concerne la préhension, chez des sujets porteurs de tels ongles, sujets qui se rendent infirmes par suite d'une absurde coquetterie.

Nous ne croyons pas devoir insister sur cette partie de notre travail. Il nous semble que l'observation rapportée par M. Hamy est absolument complète et probante.

II. — *Onychogryphose dans certains états pathologiques, ou pseudo-onychogryphose.*

Dans certains états pathologiques, il se produit une courbure des ongles que l'on a classée parmi les onychogryphoses. A notre avis, il n'y a pas d'onychogryphose vraie, si les ongles ne sont pas à la fois recourbés et hypertrophiés, ou si cette courbure ou cette hypertrophie ne sont que légères. Cette opinion, nous ne l'ignorons pas, n'est pas partagée par tous les auteurs, qui considèrent, par exemple, qu'il y a onychogryphose si l'ongle est recourbé sans être hypertrophié.

Quoi qu'il en soit, nous examinerons rapidement dans quels

cas peut se présenter ce que nous appelons la pseudo-onychogryphose.

Il est de connaissance vulgaire, pour ainsi dire, qu'un grand nombre de personnes atteintes de tuberculose ont les ongles recourbés à leur extrémité libre.

Cette particularité se trouve déjà signalée dans Hippocrate, *in* Coacis (Aph. 431, *de Pleuretide*).

« Purulenti qui ex pleuretide aut peripneumonia hujusmodi sunt, febres habent inter die leves, de nocte fortiores, ac nihil expuunt commemorabile, sudant circa collum et jugulum, cavantur oculi, malæ rubent, manuum vero extremi calent digiti, et exasperuntur, ungues adunci fiunt, pedes refrigerantur et tument, pustulæ toto corpore erumpunt, cibos jubent facescere : atque hæc suppurati signa sunt inveterati.»

Et ailleurs (*De morbis internis*) :

« Morbo progrediente corpus inaccessit prœter crura ; hæc autem tument et pedes, et ungues contorquentur. »

Arétée de Cappadoce dit, en parlant des phtisiques : « Carnes extabescunt, ungues adunci fiunt. »

La même opinion est exprimée de nos jours : Double : *Considérations séméiotiques sur les ongles* (*in* 33e vol. du *Journal de Médecine*, page 397). Cet auteur remarque que les ongles finissent par s'incurver dans la phtisie, « surtout quand cette maladie a suivi lentement ses diverses périodes.

Pâtissier : Dict. des Sciences médicales, vol. 37, page 334.

Blandin ajoute que « les ongles recourbés se voient aussi dans toutes les maladies chroniques, où l'amaigrissement devient extrême. » (*Dict. de méd. et de chir. pratiques*, art. Ongles).

Trousseau (De la forme hippocratique des doigts des tuberculeux) dit :

« A. — La forme hippocratique des doigts est presque exclusivement propre aux tuberculeux.

B. — Tous les tuberculeux n'ont pas la main hippocratique, mais tous ceux qui ont la main hippocratique sont tuberculeux, à très peu d'exceptions près.

C. — Chez un individu tuberculeux, la forme hippocratique des doigts est d'autant plus prononcée que la maladie dure depuis plus longtemps. »

En 1839, Vernois fit paraître dans les *Archives générales de Médecine* une « Etude des diverses circonstances qui semblent, pendant les maladies, déterminer la forme des ongles.»

De 1834 à 1836, il recueillit 276 cas. Il nota : 1° l'état des ongles ; 2° la maladie ; 3° le sexe ; 4° l'âge ; 5° la profession ; 6° la constitution, comprenant l'étude isolée de : *a* — l'état de la peau ; *b* — des yeux ; *c* — des cils ; *d* — de la sclérotique ; *e* — des muscles ; *f* — des cheveux ; — 7° l'état du pouls (sous le rapport de la fréquence des battements).

Il établit deux sections : 1° celle où se rangent les ongles naturels ou normaux. Dans ces cas, l'extrémité de l'ongle n'est jamais déviée dans le sens de la flexion.

2° Celle où les ongles joignaient à une forme plus ou moins irrégulière de leur face adhérente : 1° un recourbement très prononcé de leur partie libre, de manière à venir embrasser la pulpe du doigt et à la recouvrir dans une étendue variable ; 2° une déformation très évidente de la base de la dernière phalange, et telle que celle-ci, devenue grosse et tuméfiée, donnait à l'extrémité du doigt la forme non plus d'un cône effilé, mais d'un carré, ou d'un rond très obtus.

Il obtint ainsi deux premiers tableaux, l'un pour les hommes, l'autre pour les femmes, offrant l'ensemble des rapports qu'il cherchait. Dans un troisième, il a rapproché les divisions analogues et correspondantes.

I. — Sur les 276 cas, 188 appartiennent aux ongles normaux et 88 aux ongles recourbés ; soit pour ces derniers, 1 sur 3, 13 des cas. Dans ces 276 cas, la phtisie pulmonaire ne s'est trouvée exister que 36 fois, soit 1 sur 7, 66 cas.

Sur 88 maladies où l'on a constaté l'incurvation des ongles, 70 cas appartiennent à l'affection tuberculeuse.

La forme recourbée des ongles se trouve donc liée trois fois plus souvent à l'existence des tubercules qu'à celle de tout autre affection.

Vernois ajoute : « Les maladies chroniques tendent à déterminer le même résultat ».

II. — Sexe : Les femmes offrent plus souvent que les hommes les ongles recourbés.

III. — Age : de 10 à 30 ans.

IV. — Profession : Pas de résultats importants.

V. — Constitution : *a*) Etat de la peau : Peau blanche, fine et anémique (99 fois sur 110 cas de tuberculose).

b) Cheveux blonds.

c) Yeux (couleur) : Bruns et bleus.

d) Cils longs.

e) Sclérotique bleuâtre.

f) Muscles faibles.

VI. — Influence de l'état du pouls (fréquence). De 60 à 120 pulsations par minute, ce qui arrive dans les affections chroniques et ce qui cadre avec les autres résultats.

Si nous avons analysé assez minutieusement le travail de Vernois, c'est qu'il nous a paru, malgré sa date déjà ancienne, résumer exactement la question qui nous occupe, et fournir des conclusions justes.

Nous avons pu remarquer nous-même combien il est vrai que si on peut trouver le doigt hippocratique dans certaines maladies chroniques, on le rencontre surtout dans la tuberculose.

Pourquoi les tuberculeux ont-ils fréquemment les ongles recourbés ?

Blandin met en cause l'amaigrissement.

Pigeaux dit que la cause efficiente du recourbement des ongles est un obstacle ou une gêne plus ou moins marquée à l'hématose.

Nous nous rallierons plus volontiers à l'opinion de Blandin, car il nous paraît plus facile de comprendre que les tissus sous-jacents à l'ongle maigrissant, ce dernier, n'étant plus soutenu comme il l'était, se recourbe.

Certaines observations incrimineraient le rhumatisme chronique, par exemple l'observation suivante, présentée par Maillot à la Société anatomique (août 1846).

Observation II.

« Il s'agit d'un concierge, âgé de 43 ans, dont les ongles, sur les doigts, sont extrêmement recourbés, de manière à former une convexité des plus notables, ce qui paraît dû à ce qu'ils sont soulevés par une masse assez semblable à un kyste.

On trouve en effet, sous chaque ongle, une sorte de fluctuation. Mais plusieurs membres de la Société pensent qu'il y a seulement une accumulation de graisse. Les doigts de ce malade, qui a des douleurs dans toutes les articulations, ressemblent à ceux d'un individu atteint de rhumatisme chronique ; les articulations phalangiennes sont tuméfiées et il paraît qu'il y a aussi des altérations chroniques dans les genoux. Le soulèvement et la courbure des ongles seraient survenus il y a quatre ans, si l'on en croit les dires d'un médecin, après la disparition d'une vomique suivie, pendant quelque temps, de pneumorrhagie surtout sous l'influence de la moindre émotion.

Aujourd'hui, on ne constate rien à l'auscultation du cœur ; du côté du poumon, il y a une légère obscurité de son à droite, mais une respiration libre quoiqu'un peu faible. L'individu paraît, du reste, se porter très bien à part ses rhumatismes. »

Dans la « *Pratique Dermatologique* » de MM. E. Besnier, L. Brocq et L. Jacquet, IIIe vol., M. W. Dubreuilh accuse la déviation rhumatismale des orteils, notamment l'*hallux valgus*.

Enfin, la déformation de l'ongle peut se montrer sans cause apparente, ainsi que le prouve l'observation suivante, due à Paul Rehm (*Ein Fall von Onychogryphosis. Arch. d. Heilk.*, Leipzig, 1875, XVI, p. 80, 81.

Observation III.

J'ai observé, dit Rehm, cette lésion des ongles, qui existait depuis un an chez un homme grand, fort, bien bâti, très sobre, âgé de 20 ans.

Rougeole et scarlatine dans l'enfance et fracture compliquée du bras gauche. N'a souffert d'aucune affection syphilitique, rhumatismale ou dermatologique. Blennorrhagie datant de 6 mois.

Employé dans une fabrique de fleurs artificielles, il confectionnait des fleurs à l'aide d'une étoffe incolore, ses doigts n'avaient pas à subir des températures élevées ou basses, ou de fortes pressions.

Parents bien portants.

On ne constate chez lui aucun trouble d'aucun organe, si ce n'est sa blennorrhagie. La peau est normale, la chevelure abondante.

L'extrémité des doigts est un peu rouge et gonflée, sans augmentation de température. Les ongles des mains et des pieds présentent d'assez importantes déformations. Les ongles des doigts sont écourtés. Ils atteignent à peine la moitié de la longueur du lit de l'ongle. Ils poussent dans les mois froids (Nov., Déc. et Janv.), quand ils ne sont pas coupés.

Beau soutient que les ongles normaux grandissent dans 3 mois de 12 millimètres. D'après Berthold, cette mesure est de 12 millimètres en hiver et de 15 en été ; la croissance serait plus active à la main droite qu'à la main gauche. Or, chez notre sujet, la croissance des ongles est beaucoup moins prononcée qu'elle ne devrait l'être, surtout à droite.

Les ongles ont une épaisseur double et quadruple de celle qu'ils devraient présenter. Leur surface est tortueuse, bossuée, avec des éraillures longues, remplies d'une sorte de crasse noire. Le bord externe est fortement recourbé en bas, au point d'atteindre la peau ; le malade est obligé de les couper de temps en temps. En avant, l'ongle est rouge grisâtre ; en arrière, sa coloration se rapproche de la coloration normale ; mais nulle part elle n'offre l'aspect ordinaire. La lunule et la lisière pâle et étroite dans la partie libre ont disparu.

Si on taille l'ongle et qu'on examine les parties qu'on a détachées, on a l'impression qu'on se trouve en face de débris semblables aux débris gangreneux de gangrène sèche. Ces débris s'émiettent facilement, et, par la macération dans l'eau, ils se décomposent en une sorte de cellule ou d'agglomération de cellules, qui, macroscopiquement, rappellent la farine blanche.

Quand on découpe l'ongle du gros orteil en couches très minces, et qu'on pénètre assez profondément, on aperçoit des espèces de gros points ronds, sombres, transparents, d'environ 1 millimètre de largeur. Si on coupe plus profondément encore, il s'écoule de chaque point quelques gouttelettes d'un liquide clair auquel sont mélangés des corpuscules sanguins, et le malade accuse de la douleur.

Le lit de l'ongle est tout à fait atrophié à sa partie antérieure et d'une couleur rouge-jaunâtre. Il est ici partiellement recouvert de masses irrégulières, cornées, formées par des cellules de l'ongle, et atteignant souvent la consistance de l'ongle normal. En arrière, il se soulève surtout au niveau du point de contact avec l'ongle; vers la racine de l'ongle, il décroît et atteint une épaisseur ordinaire.

La tuméfaction du lit de l'ongle et l'épaisseur de son segment antérieur ont pour résultat de surélever les ongles, qui se recourbent sur le dos des doigts.

A l'examen microscopique, on constate, sur une coupe transversale, que l'ongle est composé de lamelles juxtaposées que séparent des stries. Au niveau de ces stries, on aperçoit des cellules, des détritus, qui, à certains points, surtout à la surface, sont enfermées dans d'espèces de cercles ovalaires.

Si l'on plonge les coupes dans l'eau et qu'on les agite un peu, on chasse les cellules ; il reste alors les cercles qui forment un grand réticule et qui, par macération dans une solution de potasse, peuvent se décomposer en cellules individuelles, cellules à 5 ou 6 angles, possédant un noyau granulé, gros, transparent, avec de petits nucléoles.

Le malade n'a jamais souffert, l'état général s'est montré excellent.

Il ne s'agit pas, ici, d'une maladie de l'ongle même, mais bien d'une affection de l'épiderme qui a donné naissance à la malformation de l'ongle. Notre cas peut être rangé dans la catégorie des « hypertrophies enflammées ».

*
* *

Cette observation est très complète et fort intéressante ; aussi l'avons-nous rapportée presqu'en entier. Mais l'élément étiologique reste inconnu.

Nous n'ignorons pas qu'on pourra nous objecter que nous aurions dû placer cette observation dans la partie de notre travail consacrée à l'onychogryphose vraie. Mais nous ferons remarquer que s'il y a hypertrophie d'un côté, l'extrémité antérieure de l'ongle est située au-dessous de l'extrémité antérieure du doigt, et que, d'un autre côté, le bord externe seul est recourbé en bas. Est-ce là une véritable griffe ? Est-ce la vraie onychogryphose ? Nous ne le croyons pas.

Après avoir constaté l'existence de la pseudo-onychogryphose dans la phtisie et certaines maladies chroniques, dans le rhumatisme chronique, nous voyons qu'elle peut exister sans causes apparentes.

Ath, Musæus, Van Locke ont cité des cas analogues, le premier, chez une petite fille de 3 ans ; le second, chez une jeune fille de 20 ans, dont les ongles grossirent sans cause apparente, tombèrent, et furent remplacés ; le troisième, enfin, chez un jeune homme de 20 ans, sans qu'on pût connaître l'étiologie de cette étrange affection. Nous reviendrons plus loin sur cette dernière observation, qui s'applique à un cas d'onychogryphose vraie, et que nous ne citons ici que parce qu'elle rapporte un cas dont l'étiologie est inconnue.

III. — *Onychogryphose vraie.*

Description. — Follin reconnaissait à l'onychogryphose quatre formes principales :

1° L'ongle s'épaissit en masse et prend la forme d'un cône

à base antérieure. Entre sa lame la plus superficielle et le derme unguéal se trouve un amas de lames épidermiques, stratifiées, sèches, cassantes, faciles à dissocier. Virchow a signalé la présence de productions parasitaires dans l'épaisseur de ces couches cornées de formation nouvelle.

2° La surface de l'ongle est striée transversalement par des bourrelets curvilignes; à la convexité de ces bourrelets correspondait, suivant Jardon, une concavité sur la face inférieure de la lame cornée, de telle sorte que l'ongle, en réalité, serait plutôt déformé qu'augmenté d'épaisseur. Mais pour Follin cet épaississement est constant ; il résulte de l'accumulation, sous la couche cornée, de cellules identiques à celles de l'épiderme. Cette difformité succède généralement à une irritation du lit de l'ongle ; contusion, marche forcée ou affection inflammatoire ; telles sont les causes les plus fréquentes.

3° Dans une troisième variété, l'ongle prend l'aspect d'une masse cubique plus ou moins irrégulière, qui s'élève directement en haut et se recourbe légèrement en arrière.

4° Enfin, l'ongle peut être transformé en une véritable corne, analogue à celle des animaux, dont il rappelle les principaux caractères : épaisseur, striation transversale, longueur, courbure terminale en spirale ou en griffe.

En réalité, cette division est un peu artificielle, car les quatre formes de Follin se trouvent souvent réunies ou confondues chez le même individu.

Avec W. Dubreuilh, nous donnerons de l'onychogryphose la description suivante.

Elle siège le plus souvent aux gros orteils, quoique cependant on ait pu l'observer aux autres, et très rarement aux ongles des mains. Dans tous les cas, ce sont les ongles des orteils qui sont principalement atteints.

Dans les formes légères, il existe une hyperkératose sous-unguéale très accusée. La lame unguéale est épaisse, offre des stries transversales; elle est soulevée par une masse cornée en forme de coin dont la base est située vers l'extrémité de l'orteil, et qui adhère à la fois au lit et à la lame.

Dans les cas très développés, l'ongle est totalement déformé, il ressemble à une colonne qui s'élève du lit de l'ongle perpendiculairement à l'axe de la phalange, et qui a la largeur du lit lui-même. Elle finit par se courber en avant (griffe), ou par côté, ou en spirale, elle offre alors la forme d'une corne de bélier, qui peut avoir 3 ou 4 centimètres de long; on en a signalé qui avaient 10 à 12 centimètres. La couleur est jaunâtre, mélangée de brun ou de noir, à cause des poussières. On voit à la surface des stries longitudinales et surtout transversales, souvent polies sur leurs parties les plus saillantes par le frottement des chaussures.

Sur la face postérieure de la corne, se trouve une couche plus dure, qui est la lame unguéale déplacée et épaissie, tandis que la plus grande partie est formée d'une substance cornée plus poreuse.

L'ongle peut se plier transversalement. La plicature est dorsale et longitudinale, ou bien il se produit une courbure cylindrique normale exagérée ; alors l'exagération de courbure atteint son maximum à l'extrémité libre. On a donné à cette variété le nom de déformation des ongles en cornet.

ANATOMIE PATHOLOGIQUE.

L'anatomie pathologique de l'onychogryphose est très délicate à étudier.

Il faut enlever la phalange toute entière, puis décalcifier l'os. Enfin, il faut employer un procédé de montage, permettant de couper l'os, le derme et l'énorme massif corné qui le recouvre. (Il est bien entendu qu'il s'agit ici de ce que nous avons appelé l'onychogryphose vraie).

Nous jugeons inutile d'insister sur la technique, qui présente de grosses difficultés.

Dans les cas légers, on observe une hyperkératose sous-unguéale qui s'enfonce comme un coin entre l'ongle et son lit, et qui est plus accusée à l'extrémité libre, où elle atteint 5 à 10 millimètres d'épaisseur.

Dans les formes accusées, il y a une hypertrophie du derme sous-unguéal et du périoste de la phalange; d'où une espèce de bosse volumineuse qui soulève le lit unguéal et qui est coiffée par la masse hyperkératosique ; elle est composée surtout de tissu fibreux parcouru par des vaisseaux dilatés et provenant de l'hypertrophie du derme et du périoste. Fréquemment, il se produit une exostose de la face supérieure de la phalange unguéale pouvant acquérir 1 centimètre de hauteur et entraînant la même déformation du lit unguéal.

Ainsi que nous le verrons plus loin, il arrive que l'ongle se replie de chaque côté de la ligne médiane ; on a alors ce qu'on appelle l'ongle en cornet.

Dans ce cas, l'exostose forme une étroite crête longitudinale haute de 1 centimètre et large de quelques millimètres.

Quel est le phénomène primitif ? On ne le connaît pas encore sûrement. Ainsi que le suppose W. Dubreuilh, il est probable qu'il consiste en une néoplasie « plus ou moins inflammatoire » du derme sous-unguéal et du périoste, dont l'union est intime. De cette néoplasie dérivent l'hyperkératose de l'épiderme du lit unguéal et la production d'une exostose.

Il y a donc une saillie fibro-osseuse autour de laquelle on observe un sillon dans lequel vient s'enchâsser l'ongle normal. Cet ongle est pénétré par des crêtes papillaires allongées ; sur ces crêtes se moulent les couches cornées.

Cliniquement, la maladie est constituée par une production cornée, formée surtout de couches cornées ondulées, constituant une masse un peu poreuse. Souvent la kératinisation y est incomplète. Les cellules sont nucléées. Les altérations cellulaires sont analogues à celles qu'on trouve dans les cornes cutanées, lesquelles, on le sait, sont constituées par des colonnes épidermiques soudées dans leur longueur et s'élevant autour des papilles hypertrophiées sur qui les cornes prennent naissance (E. Gaucher).

Sur un des côtés de la colonne cornée, est une lame plus compacte, très dure ; cette lame n'est autre chose que l'ongle normal épaissi et dévié.

En résumé, le mécanisme de l'onychogryphose est le suivant:

L'ongle, loin de pousser obliquement par rapport au plan de la matrice, forme avec elle un angle plus ouvert. Il est en effet redressé par l'hyperproduction de matière cornée sur le lit unguéal, aidée par l'hypertrophie osseuse et conjonctive.

Alors, ainsi que Unna l'a démontré dans son schéma, l'ongle augmente en épaisseur et s'allonge moins vite; la production de matière cornée restant la même dans l'unité de temps. L'ongle difforme est constitué :

1° Par de l'épiderme corné, formé sur le lit unguéal et ayant une croissance normale par rapport à la surface qui lui donne naissance.

2° Par l'ongle épaissi, à cause de la déviation de sa direction d'accroissement, et tapissant la face postérieure de la corne développée sur le lit.

Symptômes. — Ils se déduisent facilement de ce qu'on vient de lire.

Mieux que tout ce que nous pourrions dire, la lecture des observations qui suivent, auxquelles sont jointes trois photographies (*Fig.* 1, 2, 3, p. 34, 35, 36), feront connaître l'aspect que présentent les ongles atteints d'onychogryphose.

Le processus est indolent. L'hypertrophie détermine de la gêne, sans autre inconvénient sérieux.

Mais la production normale est exposée à des traumatismes

qui, souvent entraînent l'ulcération de sa base. Le port des chaussures est impossible. — Enfin, son extrémité libre bute contre l'un ou l'autre des orteils en provoquant des douleurs et même des ulcérations, accidents qu'il est facile d'éviter si on donne aux malades des soins attentifs.

Avant de donner quelques observations, nous rappelons celle de Van Locke que nous avons déjà citée en parlant de l'onychogryphose se produisant sans étiologie connue.

Il s'agit d'un jeune homme de vingt ans, dont les ongles, hypertrophiés et recourbés, formaient au bout des doigts de véritables griffes. Très sensibles au point de contact avec la peau ils étaient insensibles partout ailleurs.

OBSERVATION IV.

Croissance exagérée des ongles chez une femme de 33 ans.

Par PARTRIDGE, *Transactions of the Pathologial Society of London*, XII, 1861, p. 240.

Cette femme mourut après être restée quelques années à l'Asile de Saint-Giles. Son corps fut transporté au King's College pour être soumis à l'examen anatomique.

Les ongles de *tous* les doigts des *deux* pieds étaient plus longs qu'ils ne le sont d'ordinaire ; ceux des plus grands doigts étaient les plus longs.

Les doigts étaient d'une dimension naturelle et leurs téguments, ainsi que la matrice des ongles, étaient en parfait état.

Les ongles des gros orteils étaient fortement courbés en dehors avec enroulement se dirigeant en haut. Chacun des ongles des autres doigts était recourbé en dedans, ou avait une forme hélicoïdale et se dirigeait en avant.

Tous les ongles étaient raboteux et gros ; les plus larges d'entre eux se montraient, à leur face inférieure, divisés comme le sont les poils d'une brosse. La face dorsale présentait des sillons transversaux, au niveau desquels on détachait facilement des portions de l'ongle. Ces sillons étaient remplis par une sorte de sécrétion de couleur sale.

Aucun des ongles n'avait de lunule.

Sur les gros orteils, la partie de l'ongle qui couvrait le doigt était unie et saine en apparence.

La cuticule de la racine recouvrait l'ongle sur une plus grande étendue qu'elle ne le recouvre d'habitude. Elle était retournée et flottait librement sur la surface de l'ongle.

La section du gros orteil n'a rien fait découvrir d'anormal au doigt, à la racine et à la matrice de l'ongle.

Les dimensions des ongles étaient les suivantes :

	Pied droit.	Pied gauche.
1er orteil........	6 pouces	.... 4 pouces (1)
2e —	1 1/2 —	.... 0 1/2 —
3e —	2 3/8 —	.... 1 3/4 —
4e —	1 3/4 —	.... 1 3/8 —

Les ongles des 5e orteils étaient normaux et n'ont pas été mesurés.

Observation V.

Hypertrophie des ongles des orteils.

Par Georges Lewis-Cooper,

Chirurgien du Dispensaire de Blansbury (1866).

Les ongles des doigts et des orteils offrent la même structure cellaire que l'épiderme, à quelques modifications près. Ils forment une

(1) Cet ongle avait été brisé.

dépendance de la peau ; ils sont d'une structure à la fois ferme et élastique ; des replis du tégument les recouvrent jusqu'à une certaine hauteur, et ils sont reçus dans une sorte de cavité, qu'on a dénommée, avec raison, la matrice, d'où dérivent les cellules nutritives et ce qui est nécessaire à leur croissance.

Ces cellules varient dans leur forme, tantôt rondes, tantôt allongées ou aplaties ; en se renouvelant, elles font croître l'ongle, le rendent plus dense, et enfin lui donnent son aspect lamellé définitif. Si nous observons la nature et les caractères de l'ongle dans l'état de santé ou de maladie, nous pouvons remarquer qu'il se produit des changements considérables dans sa forme et dans sa structure, si bien que nous observons fort bien les signes et les indications de son état de santé ou de maladie. A l'état normal, les ongles sont rosés, fermes et denses. Mais dans la phtisie, ils sont pâles, de consistance délicate, effilés, allongés suivant la direction de la dernière phalange. Dans le choléra, leur couleur devient d'un bleu de plomb. Dans la syphilis, ils sont noirâtres, de vilain aspect; leurs bords sont déchiquetés, irréguliers. Dans l'onyxis malin, ils deviennent brunâtres, de mauvais aspect, de faible vitalité, mais dans l'hypertrophie, leur structure est absolument modifiée, ainsi que leur forme et leur densité ; ils offrent tous les attributs de la corne, tant dans leur forme que dans leur consistance.

C'est ce que j'ai constaté dans un cas d'hypertrophie de l'ongle du gros orteil d'une femme que je guéris ; cette malade m'offrit un exemple intéressant d'hérédité.

Jane Pr.., 36 ans, mariée, 4 enfants. Jamais de syphilis ; a toujours joui d'une bonne santé. Mais, actuellement, elle se plaint de ce que les ongles de ses orteils ressemblent à de la corne; cela la tourmente beaucoup et la fait souffrir. Le pied droit est plus volumineux et plus développé que le gauche. L'ongle du gros orteil, qui est une véritable corne, enveloppe les deux doigts qui l'avoisinent.

Cette femme me dit que son père offrait la même affection, ainsi que sa sœur.

A cause de la douleur provoquée par la pression de la chaussure, elle a consenti à ce qu'on lui enlève cet ongle.

J'ai divisé la matrice par le milieu; j'ai enlevé doucement l'ongle de ses attaches et je l'ai tiré à moi sans difficulté.

La malade est en bon état.

Observation VI.

Développement exagéré de l'ongle du gros orteil.

(Thorens, *Société anatomique*, octobre 1872).

M. Thorens montre l'ongle du gros orteil du pied droit, d'une longueur de 10 centimètres environ, scié chez une femme de 70 ans. Cette femme, atteinte d'ulcère variqueux, rapportait à une dizaine d'années l'accroissement exagéré de cet ongle. Sa mère avait offert la même particularité.

M. Caville cite un fait analogue qu'il a observé.

Observation VII.

Nous devons cette observation à M. le Dr Larroussinie, qui a bien voulu nous la communiquer.

M. G..., âgé de 70 ans, présentant des troubles cérébraux qui nécessitent son placement dans un établissement spécial, est atteint de ramollissement cérébral.

Rien de particulier à signaler dans l'hérédité. Le malade est un arthritique. Il y a un an, il a eu une attaque congestive. Depuis cette époque, affaiblissement progressif des facultés ; périodes d'agitation. Pas d'hémiplégie.

Quelques varices aux jambes.

L'ongle du gros orteil du pied droit est très épais, de couleur brune. Il présente l'aspect de la corne. Il est strié transversalement. Après s'être redressé perpendiculairement au plan unguéal, il se recourbe, à quelque distance de l'extrémité antérieure de l'orteil, en bas et en arrière. La longueur de l'ongle atteint 8 centimètres 1/2.

L'onychogryphose remonte à plusieurs années avant les atteintes de la maladie actuelle. On n'a pu préciser la date exacte de son début. On s'est borné à scier l'ongle.

Observation VIII.

(*Personnelle*).

La femme L..., 76 ans, sans profession, entrée à l'hôpital Cochin, pavillon Potain, salle Delpeuch, n° 2, le 2 avril 1903.

Les antécédents héréditaires ne présentent rien de notable ; elle n'a jamais été malade jusqu'à il y a huit jours, où, brusquement, elle fait une attaque qui lui laisse une hémiplégie gauche totale.

Depuis l'âge de huit ans, la malade a présenté des troubles trophiques marqués du côté droit. La région malléolaire interne est le siège d'un ulcère récidivant et de petites eschares ; en outre, les ongles des orteils des deux pieds ont toujours présenté une configuration et un développement anormaux. Depuis trois ans, elle présente à la région fessière gauche un ulcère de dimensions moindres que celui de la jambe.

Etat actuel. — La région malléolaire droite présente un ulcère qui mesure 13 centimètres de long sur 8 de large dans ses plus grandes dimensions ; les bords sont sinueux et décollés, le fond bourgeonnant, de couleur rouge jambon ; la peau de la région environnante est fortement pigmentée et de coloration brune. A la partie supéro-externe de l'ulcère, et à environ 1 centimètre de son bord existe une large eschare prête à tomber ; un peu plus haut sur la crête du tibia et de chaque côté de cette crête, trois eschares assez récentes.

A la partie supéro-interne, une vaste eschare tendant à faire corps avec l'ulcère.

A la fesse gauche, ulcère entouré d'eschares récentes.

Ongles. Pied gauche. L'ongle du gros orteil se redresse perpendiculairement au plan unguéal, après avoir été très légèrement incliné en haut par rapport à ce plan pendant 1 centimètre. Il se

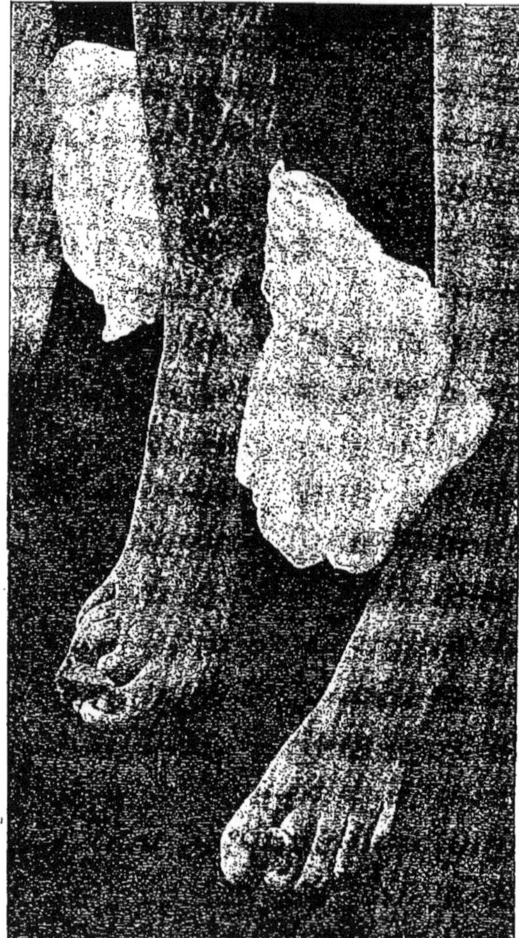

Fig. 1. — Onychogryphose. — Vue de face.

rejette vers le bord externe du pied en décrivant un tour de spire, et vient recouvrir par sa partie terminale en éventail la dernière phalange du 2e orteil. Les dimensions sont de 5 centimètres de

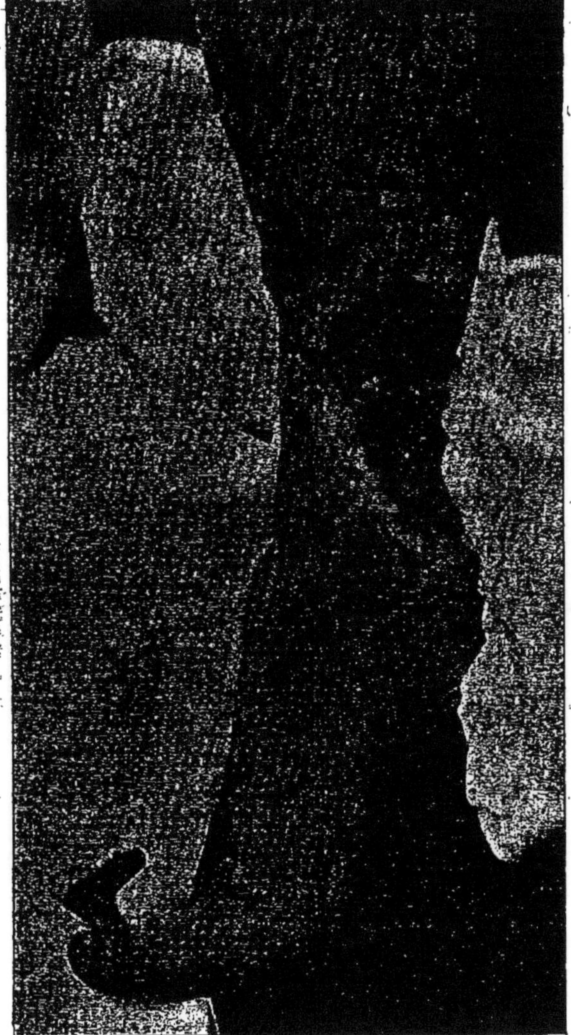

Fig. 2. — Onychogryphose. — Vue de profil de l'ongle. — Ulcération de la jambe.

longueur et de 1 centimètre d'épaisseur. Il présente l'aspect de la corne; il est strié transversalement jusqu'à son extrémité; sa colo-

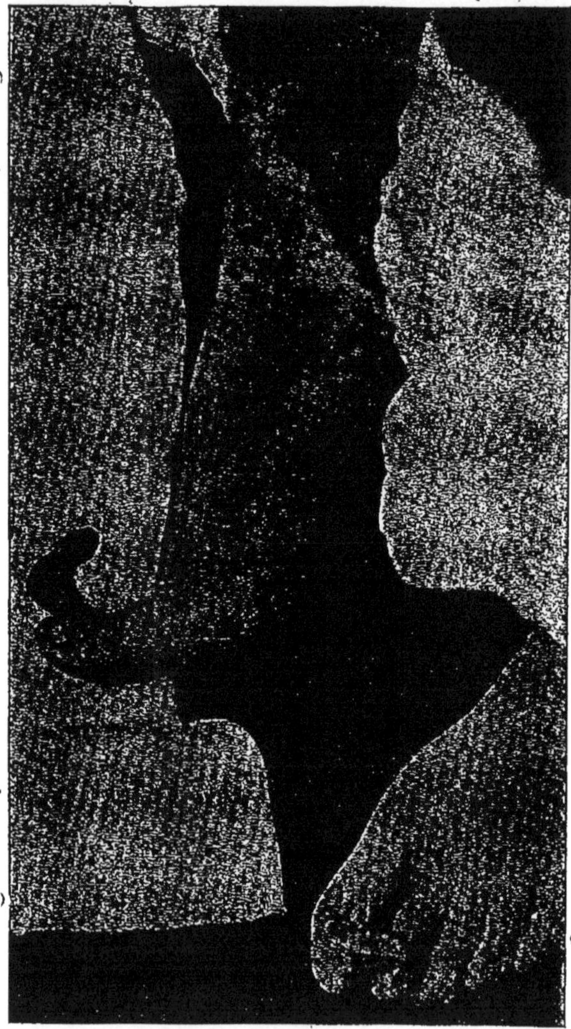

Fig. 3. — Onychogryphose. — Vue de profil de l'un des pieds, et de face pour l'autre pied.

ration est jaune très foncé; mélangé de stries noires.

L'ongle du 2e orteil est normal. Celui du 3e orteil reste dans le plan unguéal, mais est hypertrophié. 2 centimètres de longueur, 1/2 centimètre d'épaisseur.

Le 4e orteil est semblable au 3e, moins long de 1/2 centimètre.

Le 5e orteil est normal.

Pied droit. — L'ongle du gros orteil droit est remarquable et peut être pris comme exemple du type de « l'ongle en corne de bélier » signalé par les auteurs.

Il chemine incliné presque perpendiculairement au plan unguéal pendant 1 centimètre, tout en s'inclinant vers le bord externe du pied, décrit un tour de spire complet, recouvrant les deuxièmes phalanges des 2e et 3e orteils. Il présente des stries transversales très nettes jusqu'à son extrémité qui est large et aplatie. Il mesure 6 centimètres 1/2 de long, 4 centimètres de circonférence au point maximum de son épaisseur, et 1 centimètre d'épaisseur à son extrémité.

Les 2e, 3e et 4e orteils présentent le type « d'ongle en griffe » proprement dit ; ils restent dans le plan unguéal, ou plutôt très peu inclinés en haut sur ce plan pendant la majeure partie de leur trajet, puis s'abaissent perpendiculairement à ce plan, recouvrant l'extrémité de la phalange, se recourbant même au dessous, formant comme un chapeau protecteur à l'orteil auquel ils appartiennent.

Leurs dimensions respectives sont :

2e orteil........................	1 centimètre		1/2
3e »	2	—	1/2
4e »	3	—	

L'épaisseur est à l'extrémité de 1/2 centimètre 1/2.

Comme au pied gauche, l'ongle du 5e orteil est normal.

Le lit de l'ongle des deux gros orteils est couleur rouge jaunâtre il est recouvert par une sorte de lame cornée mince, ayant presque la consistance d'un ongle normal.

La femme n'a jamais souffert de cette affection jusqu'à présent elle se bornait à couper les ongles les plus volumineux.

Observation IX.

(Personnelle).

Le nommé M..., 63 ans, berger, salle St-Louis, n° 6, n'a jamais eu de maladies. En 1870, a eu les deux jambes gelées. Deux ans après, des troubles trophiques commencent à apparaître sous forme d'ulcères aux régions malléolaires des deux jambes ; en même temps les ongles des orteils commencent à prendre une forme anormale et un développement exagéré. Actuellement le malade est atteint d'un ulcère dans la région malléolaire droite et d'onychogryphose

Observation X.

(Personnelle)

Le nommé Q..., 70 ans, journalier, salle St-Louis, n° 9. Pas d'hérédité. Il y a 25 ans, un contre-poids tombe sur le pied droit du malade et produit un écrasement complet des 4 derniers orteils. Il y a 2 ans 1/2, un ulcère se déclare à la région malléolaire droite, et en même temps l'ongle du gros orteil qui reste est atteint d'onychogryphose.

Observation XI.

Le nommé T..., 31 ans, salle St-Louis, âgé de 69 ans, ne présente rien de notable dans son histoire. Actuellement, et sans que le malade se rappelle au juste le début de l'affection, ulcères variqueux des deux jambes; onychogryphose; les ongles sont exagérés surtout dans le sens de la longueur.

Observation XII.

Le nommé L..., chapelier, 45 ans, n° 33, salle St-Louis, ne présente pas d'hérédité. Actuellement, un ulcère à la jambe droite, remontant à 2 ans 1/2; depuis ce moment a commencé l'onychogryphose, type d'ongle en griffe. Le malade n'a rien à la jambe gauche, et les ongles du pied gauche sont normaux.

Observation XIII.

La nommée L.., 54 ans. Pas d'hérédité; présente des déformations des gros orteils, et un ulcère à la jambe droite; début il y a 6 ans. Actuellement, il y a surproduction de matière cornée, non seulement aux ongles, mais tout le pied est couvert de plaques dures, présentant l'aspect de la corne. Onychogryphose.

Observation XIV.

La nommée S.., 67 ans, salle Henri IV, n° 31. Pas d'antécédents héréditaires, ni personnels intéressants. Il y a huit jours, débute un ulcère variqueux à la jambe gauche. Onychogryphose; les gros orteils présentent le type d'ongle en cornet.

Nous avons dû à l'amabilité de M. le Pr Gaucher de pouvoir prendre, dans son service, ces quelques observations que nous avons résumées à dessein, ne tenant à faire remarquer qu'une chose, la coexistence des ulcères de toute nature et de l'onychogryphose ; même les ulcères variqueux s'accompagnent fréquemment de cette affection ; on pourrait alors les ranger dans la catégorie des troubles trophiques, ainsi que le proposait dans une de ses dernières leçons M. le Pr Gaucher.

ETIOLOGIE.

Nous pouvons, maintenant que nous avons étudié aussi complètement que possible l'onychogryphose et que nous avons rapporté diverses observations dues aux auteurs et à nous-même, nous pouvons, disons-nous, essayer de tirer de cette étude quelques conséquences au point de vue étiologique.

L'onychogryphose est, dans certains cas, causée par le développement normal de l'ongle. C'est elle qu'on rencontre dans certains pays asiatiques (Siam, Chine, Indo-Chine, etc.), chez des élégants qui considèrent comme un signe de supériorité et de bon goût de laisser leurs ongles acquérir des dimensions extraordinaires.

Elle se montre dans certaines maladies chroniques et surtout la phtisie ; on a aussi accusé le rhumatisme chronique. Ce qui est certain, c'est qu'un grand nombre des sujets observés étaient des arthritiques.

M. Dubreuilh signale l'existence de l'onychogryphose chez

des individus porteurs de déviations rhumatismales des orteils, notamment d'hallux valgus, troubles trophiques dus à l'arthritisme.

Cette affection coïncide aussi très fréquemment avec les varices, les ulcères ou eczémas variqueux, les ulcères récidivants.

Les névrites (Heller), le traumatisme et ses suites, suppuration, cicatrices consécutives, peuvent amener une déformation de l'ongle qui offre l'aspect de l'onychogryphose, mais n'est pas à véritablement parler la même affection.

L'hérédité joue un rôle évident. Enfin, dans quelques cas, l'étiologie n'a pu être découverte.

Virchow et Unna avaient accusé la pression des chaussures amenant une atrophie de la dernière phalange des orteils. Mais cette atrophie n'est nullement démontrée. De plus, combien de personnes ont usé de chaussures trop serrées sans avoir d'onychogryphose, alors que d'autres ont été atteintes sans qu'on puisse invoquer cette cause qui nous paraît loin d'être certaine.

Mais la condition la plus importante qui résulte des nombreuses observations des auteurs, est l'âge. Rare chez les jeunes gens, elle est plus fréquente à l'âge mûr et atteint sa plus grande fréquence chez les vieillards; ce qui s'explique par la moindre vitalité des tissus chez ces derniers, et aussi parce qu'ils sont atteints des accidents ultimes de certaines diathèses telles que l'arthritisme, qui produisent des troubles trophiques.

TRAITEMENT.

On a parfois enlevé l'ongle (V. obs. V), mais en général, surtout chez les gens âgés, on se borne à couper ou à limer à la pierre ponce les ongles, préalablement ramollis par un bain de pieds, de manière à maintenir leur croissance dans les limites raisonnables.

Lorsque, par suite de négligence, l'ongle a pris un très grand développement, il est nécessaire de le scier avec une scie fine, en ayant soin de ne pas entamer la saillie du lit unguéal, ni les papilles qui en émanent.

CONCLUSIONS.

I. — L'Onychogryphose, ou ongles en griffe, s'observe à l'état physiologique dans certaines contrées de l'Asie (Siam, Chine, etc.), chez des individus qui, par élégance, laissent croître volontairement leurs ongles.

II. — Les ongles peuvent être déformés, présenter un certain degré de courbure, sans qu'on ait affaire à la véritable onychogryphose, dans certaines affections chroniques, telles que la phtisie. C'est ce que nous avons nommé la pseudo-onychogryphose.

III. — L'onychogryphose vraie, comme la pseudo, d'ailleurs, peut apparaître sans qu'on en découvre l'étiologie. Mais on l'observe surtout chez les vieillards ; elle coïncide très souvent avec des troubles trophiques. Les accidents ultimes de la diathèse arthritique sont certainement une cause très importante d'onychogryphose, comme ils le sont d'autres lésions trophiques.

IV. — L'hérédité joue un rôle dont l'importance ne peut être niée.

V. — L'onychogryphose a été observée chez des sujets atteints de certaines maladies de peau (Ichthyose), ou porteurs de productions cornées sur d'autres parties du corps. Il paraît alors y avoir une véritable diathèse.

VI. — Les doigts de la main et les orteils peuvent être frappés de cette affection, mais les orteils la présentent beaucoup plus fréquemment..

VII. — L'onychogryphose n'est pas une maladie douloureuse par elle-même, et demande comme traitement des soins hygiéniques : pédiluves ; couper les ongles pour éviter leur croissance exagérée et, par suite, éviter les ulcérations des doigts voisins que produirait l'ongle trop long.

BIBLIOGRAPHIE.

HIPPOCRATES. — *Liber præsagium.*

CELSUS. — *De Medicina*, lib. II.

DIOSCORIDES. — *Facil. parab.*, lib. c. 131.

BALDUS. — *De præsagiis ex unguibus*; Bonnæ, 1629.

BARTHOLINIUS. — *Epist.* IV, c. 131.

B. S. ALBINUS. — *De ungue humano. Annot. acad.*, vol. II, Cap. XIV.

— *De natura unguis.*

FRANCK V. FRANKENAU. — Ονυχολογια *curiosa, sive de unguibus tractatio.* Ienæ, 1696.

RESCHER. — *Disssert. de unguibus et pilis*, 1733.

WERNER. — *De unguibus humanis varioque modo quo possunt corrumpi.* 1773.

SAILLANT. — *Mémoire sur la maladie de la femme dite « la femme aux ongles »*. Paris, 1776.

LA FOREST. — *Die Zufalle der Nägel.*

CAMPER. — *Sur la meilleure forme des souliers.* 1781.

NÜRNBURGER. — *Meletermita super digitorum unguibus.* 1786.

JOS. FRANCK. — *Prac. med.*

BLECK. — *Tractatus de mutationibus unguium morbosis.*

DOUBLE. — *Considérations séméiotiques sur les ongles. Journal de Médecine*, Paris, 1808, vol. 33, p. 397.

PATISSIER. — *Dict. des Sciences médicales*, Art. ONGLES. Paris, 1819, t. XXXVII, p. 334.

BLANDIN. — *Dict. de méd. et de chir. pratiques*. Art. ONGLES.

FAYE. — *Considérations sur les ongles*. Th. 164, 1822,

A. COOPER. — *Observations on the anatomy and the disease of the nails. Lond. med. and phys. Journal*, 1827.

A. LAUTH. — *Sur la disposition des ongles et des poils. Mém. de la Soc. d'histoire natur. de Strasbourg*, 1830.

PIGEAUX. — *Recherches sur l'étiologie, la symptomatologie et mécanisme du développement fusiforme de l'extrémité des doigts. Arch. gén. de Méd.*, Tome XXIX, p. 174, 1832.

TROUSSEAU. — *Journ. des Conn. méd.*, 1833, 1834, p. 351. *Clin. méd. de l'Hôtel-Dieu*, 5e édit., 1877, t. II, p. 842, 843.

BESSERER. — *Observationes de unguium anatomia atque pathologia*. 1834.

ALQUIÉ. — *Recherches sur la forme des doigts.*

CHARLES. — *Considérations sur les ongles*. Th. de Doct., n° 262, 1834.

VIRCHOW. — *Zur normalen und path. Anat. der Nägel der Oberhaut, insbesondere über hornige Entartung und Pilzbildung an der Nägeln.* (*Verhanlung der physikalisch med. Gesellschaft in Würzburg*, 1835, Band V. p. 83.

RAYER. — *Traité des maladies de la peau*, 1835.

ALIBERT. — *Monographie des dermatoses*, 1835.

JARDON. — *Considérations anat., physiol. et path. sur l'ongle et son organe générateur*. Th. de Doct. 131, Paris, 1836.

VERNOIS. — *Des diverses circonstances qui semblent, pendant le cours des maladies, déterminer la forme recourbée des ongles. Arch. gén. de Méd.*, Paris, 1839, 3 s., VI, 310.

MAILLIOT. — *Rhumatisme chronique, extrême courbure des ongles et des doigts. Bull. Soc. anat. de Paris*, 1846, XXI, 239.

DAVIDSON. — *Incurvation of nails*, Boston *M. a. S. J.*, 1851, XLIV, p. 14.

BEAU. — *Certains caractères de séméiotique rétrospective présentés par les ongles. Gaz. des hôp.*, 1860, p. 398 et 434.

PARTRIDGE. — *Outgrowth of nails. Trans. Path. Soc. Lond.*, 1881, XII, p. 240.

COOPER (G. L.). — *On hypertrophy of the toe-nails. Lancet*, Lond., 1866, I, 454.

THORENS. — *Développement exagéré de l'ongle du gros orteil. Bull. Soc. anat. de Paris*, 1872, 2 s., XVII, 399.

REHM (P.). — *Ein Fall von Onychogryphosis. Arch. d. Heilk.*, Leipzig, 1875, XVI, 80-91.

KAPOSI. — *Hypertrophie der Nägel.* Hand. d. spec. Path u. Therap. (Virchow), Stuttg, 1876, III, 2, Abth., 60-73.

HAMY (E.-T.). — *Sur les ongles chinois, annamites et siamois. Bull. Soc. d'Anthrop. de Paris*, 1876, 2 s., XI. 80-85.

FOLLIN. — *Pathologie externe.*

HUMBERT. — *Hypertrophie des ongles, onychogryphose.* In Dechambre, *Dict. des Sc. méd.*, Paris, 1881, XV, 400-402.

FÜRST (L.). — *Allgemeiner Fingernagelwechsel bei einem 1/2 jährigen Kinde. Arch. f. path. anat.* etc., Berlin, 1884, XCVI, 355-357, 1 pl.

W. DUBREUILH. — (in *Pratique Dermatologique* de E. Besnier, L. Brocq et L. Jacquet, vol. III, 1902).

Le Mans. — Imprimerie de l'Institut de Bibliographie de Paris. — VI-1903. — N° 1261.

www.ingramcontent.com/pod-product-compliance
Ingram Content Group UK Ltd.
Pitfield, Milton Keynes, MK11 3LW, UK
UKHW020407220726
13923UKWH00004B/1803

9 782019 257330